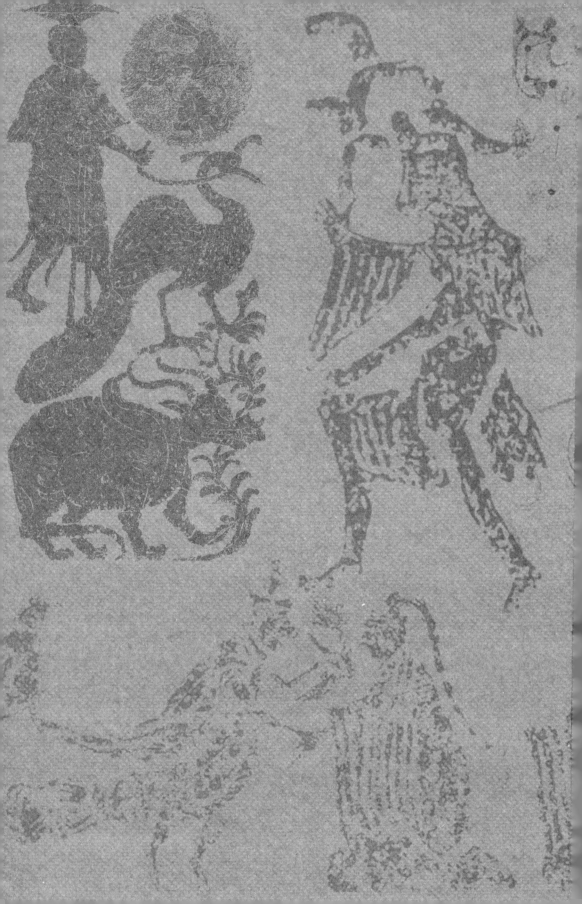

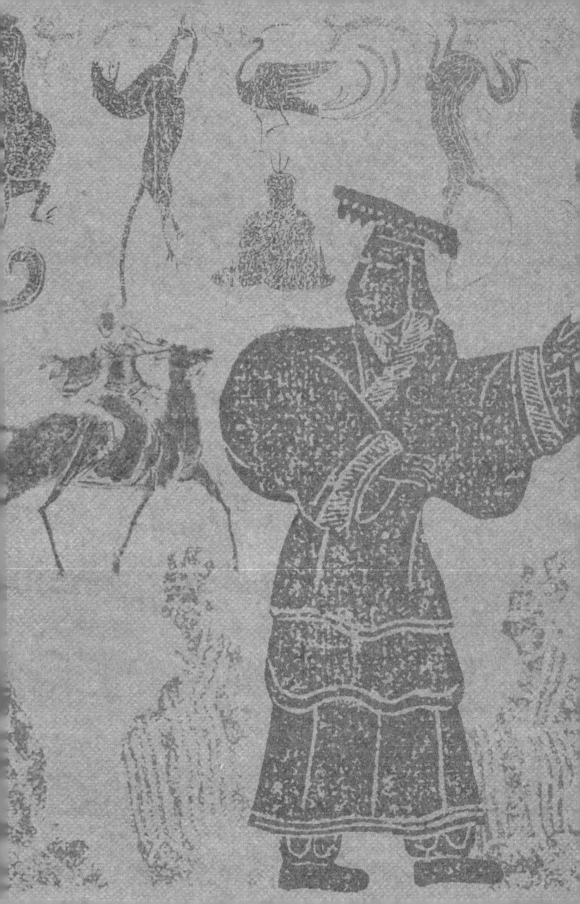

中国古医籍整理丛书

茅氏女科秘方

明·茅友芝　辑

王春艳　杨杏林　校注

中国中医药出版社

·北　京·

图书在版编目（CIP）数据

茅氏女科秘方／（明）茅友芝辑；王春艳，杨杏林校注．—北京：中国中医药出版社，2015.12

（中国古医籍整理丛书）

ISBN 978 - 7 - 5132 - 3004 - 9

Ⅰ．①茅⋯　Ⅱ．①茅⋯　②王⋯　③杨⋯　Ⅲ．①中医妇科学 –中国 – 明代　Ⅳ．①R271.1

中国版本图书馆 CIP 数据核字（2015）第 298413 号

中 国 中 医 药 出 版 社 出 版
北京市朝阳区北三环东路 28 号易亨大厦 16 层
邮政编码　100013
传真　010 64405750
三河市鑫金马印装有限公司印刷
各地新华书店经销

*

开本 710 × 1000　1/16　印张 4.25　字数 17 千字
2015 年 12 月第 1 版　2015 年 12 月第 1 次印刷
书　号　ISBN 978 - 7 - 5132 - 3004 - 9

*

定价　15.00 元
网址　www.cptcm.com

国家中医药管理局
中医药古籍保护与利用能力建设项目
组织工作委员会

主 任 委 员 王国强

副 主 任 委 员 王志勇　李大宁

执 行 主 任 委 员 曹洪欣　苏钢强　王国辰　欧阳兵

执行副主任委员 李　昱　武　东　李秀明　张成博

委　　　　　员

各省市项目组分管领导和主要专家

（山东省）武继彪　欧阳兵　张成博　贾青顺

（江苏省）吴勉华　周仲瑛　段金廒　胡　烈

（上海市）张怀琼　季　光　严世芸　段逸山

（福建省）阮诗玮　陈立典　李灿东　纪立金

（浙江省）徐伟伟　范永升　柴可群　盛增秀

（陕西省）黄立勋　呼　燕　魏少阳　苏荣彪

（河南省）夏祖昌　刘文第　韩新峰　许敬生

（辽宁省）杨关林　康廷国　石　岩　李德新

（四川省）杨殿兴　梁繁荣　余曙光　张　毅

各项目组负责人

王振国（山东省）　王旭东（江苏省）　张如青（上海市）

李灿东（福建省）　陈勇毅（浙江省）　焦振廉（陕西省）

蔡永敏（河南省）　鞠宝兆（辽宁省）　和中浚（四川省）

前 言

中医药古籍是传承中华优秀文化的重要载体，也是中医学传承数千年的知识宝库，凝聚着中华民族特有的精神价值、思维方法、生命理论和医疗经验，不仅对于传承中医学术具有重要的历史价值，更是现代中医药科技创新和学术进步的源头和根基。保护和利用好中医药古籍，是弘扬中国优秀传统文化、传承中医学术的必由之路，事关中医药事业发展全局。

1949 年以来，在政府的大力支持和推动下，开展了系统的中医药古籍整理研究。1958 年，国务院科学规划委员会古籍整理出版规划小组在北京成立，负责指导全国的古籍整理出版工作。1982 年，国务院古籍整理出版规划小组召开全国古籍整理出版规划会议，制定了《古籍整理出版规划（1982—1990）》，卫生部先后下达了两批 200 余种中医古籍整理任务，掀起了中医古籍整理研究的新高潮，对中医文化与学术的弘扬、传承和发展，发挥了极其重要的作用，产生了不可估量的深远影响。

2007 年《国务院办公厅关于进一步加强古籍保护工作的意见》明确提出进一步加强古籍整理、出版和研究利用，以及

"保护为主、抢救第一、合理利用、加强管理"的方针。2009年《国务院关于扶持和促进中医药事业发展的若干意见》指出，要"开展中医药古籍普查登记，建立综合信息数据库和珍贵古籍名录，加强整理、出版、研究和利用"。《中医药创新发展规划纲要（2006—2020）》强调继承与创新并重，推动中医药传承与创新发展。

2003～2010年，国家财政多次立项支持中国中医科学院开展针对性中医药古籍抢救保护工作，在中国中医科学院图书馆设立全国唯一的行业古籍保护中心，影印抢救濒危珍本、孤本中医古籍1640余种；整理发布《中国中医古籍总目》；遴选351种孤本收入《中医古籍孤本大全》影印出版；开展了海外中医古籍目录调研和孤本回归工作，收集了11个国家和2个地区137个图书馆的240余种书目，基本摸清流失海外的中医古籍现状，确定国内失传的中医药古籍共有220种，复制出版海外所藏中医药古籍133种。2010年，国家财政部、国家中医药管理局设立"中医药古籍保护与利用能力建设项目"，资助整理400余种中医药古籍，并着眼于加强中医药古籍保护和研究机构建设，培养中医古籍整理研究的后备人才，全面提高中医药古籍保护与利用能力。

在此，国家中医药管理局成立了中医药古籍保护和利用专家组和项目办公室，专家组负责项目指导、咨询、质量把关，项目办公室负责实施过程的统筹协调。专家组成员对古籍整理研究具有丰富的经验，有的专家从事古籍整理研究长达70余年，深知中医药古籍整理研究的重要性、艰巨性与复杂性，履行职责认真务实。专家组从书目确定、版本选择、点校、注释等各方面，为项目实施提供了强有力的专业指导。老一辈专家的学术水平和智慧，是项目成功的重要保证。项目承担单位山东中医药大学、南京中医药大学、上海中医药大学、福建中医药大学、浙江省中医药研究院、陕西省中医药研究院、河南省中医药研究院、辽宁中医药大学、成都中医药大学及所在省市中医药管理部门精心组织，充分发挥区域间互补协作的优势，并得到承担项目出版工作的中国中医药出版社大力配合，全面推进中医药古籍保护与利用网络体系的构建和人才队伍建设，使一批有志于中医学术传承与古籍整理工作的人才凝聚在一起，研究队伍日益壮大，研究水平不断提高。

本着"抢救、保护、发掘、利用"的理念，该项目重点选择近60年未曾出版的重要古医籍，综合考虑所选古籍的保护价值、学术价值和实用价值。400余种中医药古籍涵盖了医经、基础理论、诊法、伤寒金匮、温病、本草、方书、内科、外科、女科、儿科、伤科、眼科、咽喉口齿、针灸推拿、养生、医案医话医论、医史、临证综合等门类，跨越唐、宋、金元、明以迄清末。全部古籍均按照项目办公室组织完成的行业标准《中医古籍整理规范》及《中医药古籍整理细则》进行整理校注，绝大多数中医药古籍是第一次校注出版，一批孤本、稿本、抄本更是首次整理面世。对一些重要学术问题的研究成果，则集中收录于各书的"校注说明"或"校注后记"中。

"既出书又出人"是本项目追求的目标。近年来，中医药古籍整理工作形势严峻，老一辈逐渐退出，新一代普遍存在整理研究古籍的经验不足、专业思想不坚定等问题，使中医古籍整理面临人才流失严重、青黄不接的局面。通过本项目实施，搭建平台，完善机制，培养队伍，提升能力，经过近5年的建设，锻炼了一批优秀人才，老中青三代齐聚一堂，有效地稳定了研究队伍，为中医药古籍整理工作的开展和中医文化与学术的传承提供必备的知识和人才储备。

本项目的实施与《中国古医籍整理丛书》的出版，对于加强中医药古籍文献研究队伍建设、建立古籍研究平台，提高古籍整理水平均具有积极的推动作用，对弘扬我国优秀传统文化，推进中医药继承创新，进一步发挥中医药服务民众的养生保健与防病治病作用将产生深远影响。

第九届、第十届全国人大常委会副委员长许嘉璐先生，国家卫生计生委副主任、国家中医药管理局局长、中华中医药学会会长王国强先生，我国著名医史文献专家、中国中医科学院马继兴先生在百忙之中为丛书作序，我们深表敬意和感谢。

由于参与校注整理工作的人员较多，水平不一，诸多方面尚未臻完善，希望专家、读者不吝赐教。

国家中医药管理局中医药古籍保护与利用能力建设项目办公室

二〇一四年十二月

许 序

"中医"之名立，迄今不逾百年，所以冠以"中"字者，以别于"洋"与"西"也。慎思之，明辨之，斯名之出，无奈耳，或亦时人不甘泯没而特标其犹在之举也。

前此，祖传医术（今世方称为"学"）绵延数千载，救民无数；华夏屡遭时疫，皆仰之以度困厄。中华民族之未如印第安遭染殖民者所携疾病而族灭者，中医之功也。

医兴则国兴，国强则医强。百年运衰，岂但国土肢解，五千年文明亦不得全，非遭泯灭，即蒙冤扭曲。西方医学以其捷便速效，始则为传教之利器，继则以"科学"之冕畅行于中华。中医虽为内外所夹击，斥之为蒙昧，为伪医，然四亿同胞衣食不保，得获西医之益者甚寡，中医犹为人民之所赖。虽然，中国医学日益陵替，乃不可免，势使之然也。呜呼！覆巢之下安有完卵？

嗣后，国家新生，中医旋即得以重振，与西医并举，探寻结合之路。今也，中华诸多文化，自民俗、礼仪、工艺、戏曲、历史、文学，以至伦理、信仰，皆渐复起，中国医学之兴乃属必然。

迄今中医犹为国家医疗系统之辅，城市尤甚。何哉？盖一则西医赖声、光、电技术而于 20 世纪发展极速，中医则难见其进。二则国人惊羡西医之"立竿见影"，遂以为其事事胜于中医。然西医已自觉将入绝境：其若干医法正负效应相若，甚或负远逾于正；研究医理者，渐知人乃一整体，心、身非如中世纪所认定为二对立物，且人体亦非宇宙之中心，仅为其一小单位，与宇宙万象万物息息相关。认识至此，其已向中国医学之理念"靠拢"矣，虽彼未必知中国医学何如也。唯其不知中国医理何如，纯由其实践而有所悟，益以证中国之认识人体不为伪，亦不为玄虚。然国人知此趋向者，几人？

国医欲再现宋明清高峰，成国中主流医学，则一须继承，一须创新。继承则必深研原典，激清汰浊，复吸纳西医及我藏、蒙、维、回、苗、彝诸民族医术之精华；创新之道，在于今之科技，既用其器，亦参照其道，反思己之医理，审问之，笃行之，深化之，普及之，于普及中认知人体及环境古今之异，以建成当代国医理论。欲达于斯境，或需百年欤？予恐西医既已醒悟，若加力吸收中医精粹，促中医西医深度结合，形成 21 世纪之新医学，届时"制高点"将在何方？国人于此转折之机，能不忧虑而奋力乎？

予所谓深研之原典，非指一二习见之书、千古权威之作；就医界整体言之，所传所承自应为医籍之全部。盖后世名医所著，乃其秉诸前人所述，总结终生行医用药经验所得，自当已成今世、后世之要籍。

盛世修典，信然。盖典籍得修，方可言传言承。虽前此 50 余载已启医籍整理、出版之役，惜旋即中辍。阅 20 载再兴整理、出版之潮，世所罕见之要籍千余部陆续问世，洋洋大观。

今复有"中医药古籍保护与利用能力建设"之工程，集九省市专家，历经五载，董理出版自唐迄清医籍，都400余种，凡中医之基础医理、伤寒、温病及各科诊治、医案医话、推拿本草，俱涵盖之。

噫！璐既知此，能不胜其悦乎？汇集刻印医籍，自古有之，然孰与今世之盛且精也！自今而后，中国医家及患者，得览斯典，当于前人益敬而畏之矣。中华民族之屡经灾难而益蕃，乃至未来之永续，端赖之也，自今以往岂可不后出转精乎？典籍既蜂出矣，余则有望于来者。

谨序。

第九届、十届全国人大常委会副委员长

许嘉璐

二〇一四年冬

王 序

中医学是中华民族在长期生产生活实践中，在与疾病作斗争中逐步形成并不断丰富发展的医学科学，是中国古代科学的瑰宝，为中华民族的繁衍昌盛作出了巨大贡献，对世界文明进步产生了积极影响。时至今日，中医学作为我国医学的特色和重要医药卫生资源，与西医学相互补充、相互促进、协调发展，共同担负着维护和促进人民健康的任务，已成为我国医药卫生事业的重要特征和显著优势。

中医药古籍在存世的中华古籍中占有相当重要的比重，不仅是中医学术传承数千年最为重要的知识载体，也是中医为中华民族繁衍昌盛发挥重要作用的历史见证。中医药典籍不仅承载着中医的学术经验，而且蕴含着中华民族优秀的思想文化，凝聚着中华民族的聪明智慧，是祖先留给我们的宝贵物质财富和精神财富。加强对中医药古籍的保护与利用，既是中医学发展的需要，也是传承中华文化的迫切要求，更是历史赋予我们的责任。

2010 年，国家中医药管理局启动了中医药古籍保护与利用能力建设项目。这既是传承中医药的重要工程，也是弘扬优秀民族文化的重要举措，不仅能够全面推进中医药的有效继承和创新发展，为维护人民健康做出贡献，也能够彰显中华民族的璀璨文化，为实现中华民族伟大复兴的中国梦作出贡献。

相信这项工作一定能造福当今，嘉惠后世，福泽绵长。

国家卫生与计划生育委员会副主任

国家中医药管理局局长

中华中医药学会会长

王国强

二〇一四年十二月

马 序

　　新中国成立以来，党和国家高度重视中医药事业发展，重视古籍的保护、整理和研究工作。自 1958 年始，国务院先后成立了三届古籍整理出版规划小组，分别由齐燕铭、李一氓、匡亚明担任组长，主持制订了《整理和出版古籍十年规划（1962—1972）》《古籍整理出版规划（1982—1990）》《中国古籍整理出版十年规划和"八五"计划（1991—2000）》等，而第三次规划中医药古籍整理即纳入其中。1982 年 9 月，卫生部下发《1982—1990 年中医古籍整理出版规划》，1983 年 1 月，中医古籍整理出版办公室正式成立，保证了中医古籍整理出版规划的实施。2002 年 2 月，《国家古籍整理出版"十五"（2001—2005）重点规划》经新闻出版署和全国古籍整理出版规划领导小组批准，颁布实施。其后，又陆续制定了国家古籍整理出版"十一五"和"十二五"重点规划。国家财政多次立项支持中国中医科学院开展针对性中医药古籍抢救保护工作，文化部在中国中医科学院图书馆专门设立全国唯一的行业古籍保护中心，国家先后投入中医药古籍保护专项经费超过 3000 万元，影印抢救濒危珍、善、孤本中医古籍 1640 余种，开展了海外中医古籍目录调研和孤本回归工作。2010 年，国家财政部、国家中医药管理局安排国家公共卫生专项资金，设立了"中医药古籍保护与利用能力建设项目"，这是继 1982～1986 年第一批、第二批重要中医药古籍整理之后的又一次大规模古籍整理工程，重点整理新中国成立后未曾出版的重要古籍，目标是形成并普及规范的通行本、传世本。

为保证项目的顺利实施，项目组特别成立了专家组，承担咨询和技术指导，以及古籍出版之前的审定工作。专家组中的许多成员虽逾古稀之年，但老骥伏枥，孜孜不倦，不仅对项目进行宏观指导和质量把关，更重要的是通过古籍整理，以老带新，言传身教，培养一批中医药古籍整理研究的后备人才，促进了中医药古籍保护和研究机构建设，全面提升了我国中医药古籍保护与利用能力。

作为项目组顾问之一，我深感中医药古籍保护、抢救与整理工作的重要性和紧迫性，也深知传承中医药古籍整理经验任重而道远。令人欣慰的是，在项目实施过程中，我看到了老中青三代的紧密衔接，看到了大家的坚持和努力，看到了年轻一代的成长。相信中医药古籍整理工作的将来会越来越好，中医药学的发展会越来越好。

欣喜之余，以是为序。

中国中医科学院研究员

马继兴

二〇一四年十二月

校注说明

　　《茅氏女科秘方》为明代茅友芝所辑，据此书正文前茅友芝题记所云，该本为茅氏"上祖相传"之秘书。茅友芝为嘉定安亭（今属上海市嘉定区）人，祖传妇科世家，生卒年代不详，且生平无所考。据嘉庆三年《江苏直隶太仓州志》及乾隆四年《嘉定县志》所记载，明代嘉定县"有名茅震者，字起之，居西城，家贫业医，专治女科，兼工针灸，随手著效"。茅震著有《胎前产后书》四卷，载于《太仓州志·艺文志》。又有记载："茅旦，字右周，居西城，本印氏子，少育于茅，传其术，为胎产专家，兼治杂症，有神效。本生及茅氏资产一无所受，而两姓诸丧，并为营葬。"地方志的记载与本书前茅友芝"安亭茅氏女科密授于女嘱言"的内容有颇为相合之处。《茅氏女科秘方》的成书时间当在明代，此书成后未被刻梓，而作为茅氏家族祖传秘书在族中抄传。至清代，此书外流，先后被潘采瑞、陈伯梅等收藏。潘采瑞，字鼎望，为清代乾嘉年间上海县名医，《同治上海县志》称其"善医，多奇效"。潘氏收藏此书后在书前题写"昔为茅氏书，今为潘氏传"。陈伯梅，字其羹，川沙县人，生活于清末民国时期，世业医，其曾祖陈庆涛"精内科，名噪一时，弟子从游者甚多，著有《医学提要》二卷"（《川沙县志》）。

　　《茅氏女科》论述妇人胎前产后及妊娠伤寒等症的病因病机、治法方药，辨证精简，方药合证，既收载了历代妇产科证治精华，又有茅氏自己的临床经验，尤善用诸六合汤、四物汤、琥珀聚宝丸，论证述药多加歌诀。

　　本书现存有五种本子，均为抄本，其中三种在《中国中医古

校
注
说
明

一

籍总目》中有收录，分别为上海中医药大学、上海图书馆和中国中医科学院医史文献所收藏。此外，上海中医药大学还藏有光绪六年森秀林抄本，中国中医科学院图书馆还藏有何时希先生收藏本。五种藏本中以上海中医药大学的潘采瑞藏本为早，且全，故此次整理以上海中医药大学图书馆所藏清嘉庆八年（1803）潘采瑞藏本为底本，以上海图书馆藏本（简称"上图本"）和上海中医药大学藏森秀林抄本（简称"森秀林本"）为校本。

本次校勘整理具体采用如下方法进行：

1. 原书均为繁体字竖排，本次整理对原书进行标点，并改为简化字横排。

2. 凡底本中因抄写致误的明显错别字，予以改正，并出校说明。

3. 对底本中的异体字、俗体字及古字，按照从俗、从简、书写方便和音义明确的原则，予以径改，不出校。如趂—趁、寔—实、蘇—苏、亾—亡、伏—佛、氷—冰、稜—棱、纔—才、竟—觉、踈—疏、煖—暖、噁—恶、葠—参、椶—棕、殭—僵等。

4. 本书中药名如为俗写，则统一改为规范药名。如山查—山楂、梹榔—槟榔、射香—麝香、罗菔—萝卜、班猫—斑蝥等。

5. 对底本中个别冷僻字词加以注音和解释。

6. 对正文中原著者的自注文字或抄录者、收藏者的批注语，以小一号字体置于正文相应处，前加"批注"。

序①

嘉庆八年癸亥，时年七十有五。夜读安亭茅氏书，胎前产后及伤寒，共八十一症，言简而该②，易于习颂。惜杂症八十一种，仅有其四，尚有憾耳。先生宝之，后学得此，亦以为宝。昔为茅氏书，今为潘氏传。

嘉庆八年癸亥立秋前三日镕斋潘采瑞③鼎望氏谨识

杂症八十一以昆山薛氏女科④补之

---

① 序：原无此字，校注者补。

② 该：通"赅"。尽备。《孔子家语·正论解》："夫孔子者，圣无不该。"

③ 潘采瑞：字鼎望，清代医家，上海县人。

④ 昆山薛氏女科：薛氏指薛将仕，宋末医家，昆山人，因业女科而成名。后传与郑氏，即今昆山郑氏女科的先祖。

安亭茅氏女科秘授于女嘱言

　　吾世家上洋①之西北六十里，地名龙江是也。数世以来，惟借女科一业，以为不耕不蚕之衣食。招婿在门，作配次女，幸有所出。因男霖强妒，不可与以田宅，故秘授此书于女，以为成家立业之基。自我上祖相传，已有此书，注胎前产后，共药五十九种，及伤寒二十一种，杂病八十一种，可时常检阅。凡遇症时，审的病源，对症施药，无不中的，此一定之规也。今传于汝者，以汝能勤且俭，复躬孝于我故耳。后日不可以吾受之私，乱传他人，遭此罪谴，神祇鉴之。至于琥珀聚宝丸，日用不可缺少，珍之宝之，切勿妄泄！

　　　　　　　　　　弘治二年菊月②安亭茅友芝谨记

---

① 上洋：即上海。
② 菊月：指农历九月。

目　录

目　录

一

胎前十八症歌诀 外增三症，共二十一症

妊妇劳伤胎不安，腹疼血下莫轻看，日久宫虚胎必堕，服丸杜仲免心酸。安胎四物地榆甘，半苓芪术艾胶添，恶阻呕吐并下血，水姜煎服病时痊。杜仲丸：杜仲、续断二味。批注：一。

妊妇胎动痛异常，调摄失宜饮啖伤，顺气安胎如圣饮，不然胀满命相妨。顺气散中何所长，紫苏草蔻广木香，苎根甘茯大腹子皮：子破胎，故用皮，糯米加煎最效良。如圣鲤鱼皮，芎归熟地奇，阿胶续白芍，苎艾少加些。批注：二。

妊妇如何血妄行，新胎未实触劳侵，施治胎干生不保，服药汤须桑寄生。胎血妄行服寄生，芎归白术茯甘参，艾叶阿胶川续断，方内参甘减半平。批注：三。

妊娘面黑口干枯，心烦腹痛便涩楚，病因啖饮自乖常，夺命腹皮散便安。大腹皮散治便涩，枳壳腹皮甘草炙，赤苓三倍末调汤，还将夺命收功急。批注：四。

妊娘腹胀小便涩，四肢逆冷药不入，此名胎水病无差，鲤鱼汤显功劳极。胎水腹胀治良难，鲤鱼汤下似仙丹，术苓归芍同为末，陈皮少许再加姜。批注：五。

妊妇胎冷腹虚痛，两胁空鸣脐下重，筋骨拘挛手足拳，安胎和气饮必中。安胎和气强，白术甘良姜，陈皮煨诃子，生姜与木香。批注：六。

妊妇怔忡睡多惊，胁臁腹胀及脐疼，或因喧嚷胎儿动，大圣安之孕自宁。大圣安胎归麦冬，木香白茯及川芎，参芪甘草同为末，水姜煎入效无穷。应补子悬症：紫苏汤。批注：七。

妊娘半产起何因，血虚气弱病来侵，治缓变成劳怯症，急治之时服补心。补心五味术炮姜，赤芍阿胶甘木香，芎归杜仲芪煎服，治缓虚劳见不祥。姜胶芎术为主，余减半。批注：八。

妊妇小便自淋漓，调养起居尽失宜，子脏气虚成此症，安荣散服两三剂。安荣散子麦冬辛，滑石人参通草臣，归甘灯草俱五倍，再服门冬汤治灵。批注：九。

妊娘下痢赤与白，不禁辛酸生冷得，腹痛肠鸣谷道疼，当归芍药姜连吃。姜连丸子缩砂芎，白术阿胶枳壳同，盐梅三个同杵用，加醋完成最效良。批注：十。

当归白芍汤

白芍四两，煨　当归　茯苓各一两　泽泻　川芎　甘草各制焙

为末，每服三钱下。

妊娘外感身壮热，目晕头疼浑不歇，心胸烦闷治如何，芎苏散逐风寒泄。芎苏白芷术门冬，干葛甘梢广橘红，五味葱白姜三片，风寒闭窍即时通附旋覆花汤。批注：十一。

妊娘疟疾因何故，荣虚胃弱致此祸，或伤生冷与风寒，驱邪散入姜枣佐。驱邪散子术甘姜，草果砂仁并藿

香，每服四钱姜枣佐，不拘时下效何长。七宝常槟草果仁，甘柴枳朴与青陈，绵延久疟无休歇，姜枣每煎露暖吞。批注：十二。

妊娘胁痛气喘急，脏腑欠和气拂逆，筋挛骨节尽酸疼，平安散疾浑如失腹胀、腹痛、胁痛当细看。平安厚朴二般姜，地黄甘草及木香，川芎广橘皮相佐，煎入烧盐一捻良。批注：十三。

妊妇头旋目失明，项腰壅肿犯肝经，热毒上攻太阳穴，消风散服保安宁。消风荆芥菊芎归，石膏羌活大黄煨，炙甘防芷羚羊角，芽茶①煎入患如推。批注：十四。

妊妇临盆目失明，四物汤加荆芥酌，天门冬饮忙煎服，犯禁之时作废人。天冬茺蔚知母君，五味苓羌总是臣，方内防风能作使，加姜煎服妙超群。批注：十五。

妊娘小腹胀何因，食伤硬物滞脾经，状若奔豚便秘涩，下气温中服胜金。胜金甘朴缩砂同，广橘吴茱姜与芎，冷水小腹时还痛，盐汤调服见奇功。批注：十六。

妊娘缘何产横生，恣情无忌动胎经，脏腑不知儿体逆，瘦胎金液顺其身。方见后十五原病方。批注：十七。

妊妇欲产先晕闷，气休虚微倦极论，面青发立命须臾，参苏散下神魂定。参苏神曲麦芽陈，白芍阿胶芪苧根，木香甘草生姜黑，散中糯米必须增。批注：十八。

---

① 芽茶：以纤嫩新芽制成的茶叶。

妊妇胎肥临产难，起居饮啖尽乖常，预不瘦胎有此症，无忧一散好相商。难产服无忧，芎归白芷俦①，乳木炙甘草，血余枳壳收。批注：十九。

妊娘坐草气欲绝，恣情喜怒荣卫竭，胎难转动命难存，面黑唇青口出沫。母子双凶事奈何，庸医碌碌方为觅，但观两胁有微红，霹雳忙攻母可活。批注：念②。

妊娘鼻衄从何起，老伤损动失调理，归芎黄芪桔蒌仁，阿胶茯苓并熟地。胎前嗽血用知母茯苓汤。胎前嗽血四君贴，小柴款薄阿胶桔，知母门冬北五味，水姜煎服功何捷。批注：念一。

调　经

养血调经第一方，四物阿胶艾叶装，香附一分等六分，石榴莲子数年藏。批注：酸石榴治赤白痢腹痛，莲子捣汁，顿服一枚，止泻痢、崩中带下。

熟地、川芎、白芍、当归、阿胶、艾叶各三两，香附十二两童便浸六两，醋浸六两，各炒为末，蜜丸桐子大，白汤点醋送下，每服五十丸。

胎前二十一症病原原方

妊妇胎动不安，悠悠腹痛，屡屡下血，非损之甚也，

---

① 俦（chóu 仇）：匹配。
② 念：同"廿"，二十的大写。

盖因子宫久虚，后致堕胎，其危同于风烛，非正产之比。急服**杜仲丸**。批注：一。

杜仲去皮，姜汁炒，去丝 续断酒浸。各二两

为末，枣肉煮烂，丸桐子大，日进二服，空心米汤下七十丸。

安胎丸治妊妇三月至九月，恶阻呕吐不食，胎动下血不安，心中烦闷

用四物汤加甘草、地榆、胶、艾、茯苓、半夏、黄芪、白术，水二钟，姜三片煎，不拘时服。

妊妇胎动痛甚，盖因冷热不调，唉食动气，毒物太过，气血相干，急服顺气安胎之剂，否则变成胎漏难治，服**如圣散**。批注：二。

鲤鱼皮 当归酒蒸 熟地酒蒸 阿胶蛤粉炒 白芍炒。各等分

每服四钱，水二姜三，入苎根、熟艾少许，食前温服。

顺气散治胎动不安及胎前腹中胀满

茯苓、甘草、紫苏、木香、草蔻、大腹皮，加苎根三寸，糯米一撮，姜三片，水煎服气虚去大腹皮。批注：大腹皮治瘴疟胎气，恶阻胀闷。

妊娠经血妄行，因胎息未实，或因房室惊触，劳伤过度，或食毒物，致令子宫虚滑，经血淋漓，若不急治，败

血辏①心，子母难保，日渐胎干，危亡必矣。服**桑寄生汤**。批注：三。

桑寄生、当归、续断、川芎、艾叶、阿胶、黄芩、白术各一两，人参、甘草各五钱，作十五服，水、姜煎。

安胎胶艾汤治妊妇，月数不拘多少，因顿作顿仆，胎动不安，腰腹疼痛，以致胎升血下

用四物汤加芩、甘草、阿胶、艾叶、黄芪，煎。

佛手散治妊妇四月至九月，因不时磕动，口噤欲绝，用此探之，若损坠下，不损则痛，子母俱安

归身酒浸、川芎，用酒一大钟煎干，再入水一大钟，煎三沸服，口噤撬开灌下，如人行五里许②，再进一服，不过三服，自然回生矣。

妊妇面黑，口苦舌干，心烦腹胀，因恣情饮酒，或食桃李羊鹅及鱼面等腥毒，致之骨酸，腹痛，大小便涩，宜服**夺命散**、**大腹皮饮**。批注：四。

大腹皮饮治大小便涩　批注：大腹皮通大小肠，健脾开胃，降逆气，消肌肤中水气。

枳壳白土炒、大腹皮、甘草炙，各一分，赤苓三钱，为末，不拘时白汤下一钱。

冬葵子散治同，即夺命丹

冬葵子三分③，赤苓去皮，一分，为末，每服三钱，不

---

① 辏（còu 凑）：车轮的轴聚集到中心，引申为聚集。
② 如人行五里许：约行走五里所需的时间。
③ 分：量词，在此意为"份"。下同。

时米汤下，小利则佳。饮如不利，恐是转胞，加发灰少许即效。

曾有妊妇腹胀，小便不利，四肢逆冷，服开胃宽气去胀等药不效，又服下胎等药不效。予往诊视之，此胎水病，用**鲤鱼汤**。批注：五。

当归二分，白芍二分，白茯四分，白术五分，每服四钱。用鲤鱼一尾，不拘大小，去鳞肠，洗净，白水煮熟，去鱼，每服用汁钟半，姜三片，陈皮少许，与药同煎一盏，空心服。肿未消，再服大腹皮饮。

妊妇腹冷虚痛，两胁虚鸣，脐下冷痛，欲泄，小便频数，大便虚滑，因胎气既全，子形盛实，或食瓜果甘甜生冷等物，又或当风取凉，受非时之气，则胎冷，子身不能安宁，皮毛疼痛，筋骨拘挛，手足拳急，致有此症。急服**安胎和气饮**。批注：六。

诃子去核，煨、白术炒，一两，陈皮去白炒，五分，木香忌火，五分，甘草五分，姜五片，水煎，食前服。

妊妇心神惊悸，睡卧不宁，两胁肿胀，脐腹俱痛，因胎气既成，或郁闷不散，或喧哗受吓，致胎惊疼痛，筋骨俱挛，急服大圣散以安之。批注：七。

白茯、麦冬去心、川芎、黄芪、木香、当归酒浸，各一两，人参、甘草各五钱，每服四钱，姜三水二，煎，不拘时服。

紫苏饮 治胎气不和，心凑①腹痛，谓之子悬。

妊娘胎动子悬寻，四物除黄国老参，大腹陈皮苏叶用，更加葱白水姜斟_{葱七姜三}。

妊妇未满月数半产者，因脏腑虚怯，气衰血弱，邪气攻冲，侵损荣卫，以致损胎，名曰半产。用芎劳补心汤，可保安宁。批注：八。

补心汤

炮姜 阿胶_{蛤粉炒} 川芎 五味_{各一两} 黄芪_炙 当归_{酒炒} 白术_炒 赤芍_{各五分} 杜仲_{去皮，盐水炒} 粉草_{各五分}

水煎不拘服。

妊妇小便淋漓者，因调摄失宜，子脏气虚，或因酒色过度，伤其气血，致水脏闭涩，以成淋漓，名曰子淋，宜服**安荣散**，能通利小便。批注：九。

麦冬 通草 滑石 人参 细辛_{各一分} 当归 灯心 甘草_{各五钱}

为末，麦冬汤不时下一钱。

桑螵蛸散_{治小便不禁}

桑螵蛸二十个，炙为末，米汤下二钱。

妊妇下痢赤白，因冷物伤脾，亦有辛酸伤胃，冷热不调，胎气不安，气血凝滞，以致下痢，时有时无，或赤或白，肠鸣腹重，谷道疼痛，姜连丸或当归芍药汤。批注：十。

---

① 心凑：指因胎气上迫导致的胸闷气急促。凑，趋向、奔。

姜连丸

干姜　黄连　缩砂炒　白术炒　阿胶蛤粉炒　川芎各一两　乳香三分，另研　枳壳去白面，炒，五钱

为末，用盐梅三个取肉，入醋少许同杵，丸桐子大，每服四十丸。如白，干姜汤下；赤，甘草汤下；赤白相杂，甘草干姜汤下。当归芍药汤前有

妊妇外感风寒，浑身壮热，眼目旋晕，皆因风寒客于皮肤，伤于荣卫，或洗项背，或当风取凉，致头目昏痛，增①寒壮热，甚至心胸烦闷。大抵胎前之药，不可妄投。感冒初起，可进芎苏散，以发散之，次服旋覆花汤以安之。如服前药愈，不必服后药。批注：十一。

芎劳散

川芎　苏叶　白术炒　白芷　麦冬　橘红　干葛各一两　甘草炙，五钱

姜五葱六，每服四钱，水煎，不拘时服。

旋覆花汤治感风，赤芍前胡甘草同，荆芥茯苓并五味，麻黄橘杏共成功。批注：歌。

头重加石膏，热极加黄芩，姜二葱五，食前水煎服。此汤产后可用，妊者不可服，自汗不可服，去麻黄可用。

妊妇疟疾，因荣卫虚弱，脾胃不足，感风寒，伤生冷所致。急服驱邪散，无待吐逆难治。批注：十二。

---

① 增：通"憎"。《墨子·非命下》："帝式是增。"毕沅云："增、憎字通。"

驱邪散

良姜炒　白术炒　草果炒　藿香　砂仁　白茯各一两
炙草五钱

每服四钱，姜五枣一，煎。

七宝饮胎前皆可服，前药愈，不必服此

常山　草果　青皮　陈皮　厚朴　槟榔　柴胡　枳壳
甘草

水酒各一，煎，露一宿，五更向东服之。

附三疟

常山四分　茯苓一两　槟榔一两　厚朴一两　甘草五钱
三白酒煎。

妊妇喘急，两胁胀痛，因五脏不和，血气虚弱，或食
生冷，或冒风寒，致唇青面白，节筋酸疼，皮毛干涩，上
气喘急，大便不通，呕吐频频，可服**平安散**。批注：十三。

厚朴姜汁炒，二钱　生姜二钱　炮姜一钱　广皮一钱　川
芎一钱四分　木香二钱　地黄五两　炙草四分

每服四钱，水煎，入烧盐少许服。

妊妇头旋目晕，视物不明，腮项肿壅，因胎气有伤，
肝气毒热，上攻太阳穴，以致呕逆，项背拘急，头眼昏
花，可服**消风散**。批注：十四。

石膏煨　大黄煨　甘菊　防风　荆芥　羌活　当归
羚羊角　川芎各一两　白芷一两　炙草三钱

每服五钱，加好芽茶五分，水煎，食后服。

妊妇将临月，两目失明，灯火不见，头痛目晕，项腮肿满，不能转头，因多居火阁，多着裀褥①，厚盖伏热，或服补药，或食热物太过，至令胎热，热毒壅盛，上冲入脑，须用天门冬饮，可获安。分娩，其眼吊，视人物不便者，只服四物汤加荆芥，更于眼科对四十九辘轳②正，再服天门冬饮，但服后目明，大忌酒面煎煿、鸡羊鹅鸭、豆腐、辛辣、一切毒物，并房劳、温药，否则眼不复明矣。批注：十五。

天门冬饮

天冬　知母　五味　茯苓　茺蔚子各一两　羌活七钱半

防风半两　姜三

水煎，食后服。

妊妇小腹虚肿者，因食硬物伤胎，及既变病，传于脾胃，脾胃气虚，冷逼小腹，状若奔豚，或腰重，大便闭涩，两胁虚鸣，宜服**胜金散**，温中下气即安。批注：十六。

吴茱萸酒浸　广皮　炮姜　川芎各钱半　砂仁　厚朴

炙草各三钱

为末，每服三钱，盐汤下。

妊妇将产，横生倒出者，因恣情多食，五脏气滞，六腑不和，胎气既肥，或用力太早，胎受惊触，用**瘦胎金液**

---

① 裀褥：亦作"茵蓐"，即睡卧用的床垫。

② 四十九辘轳：即《秘传眼科龙木论》第四十九《辘轳转关外障》所载："此眼初患之时，皆因膈中壅毒，肝脏热极，风毒入脑，致令眼吊起。睛瞳难以回转，不辨人物，有在胎中患者，乃不可治。若初患之时，急须治疗，宜服天门冬饮子、泻肝散。"类似今日所说眼球震颤。

丸，自然顺矣。批注：十七。

飞生毛①烧灰，三分，以腋下者为佳　血余忌病妇者，烧灰，五分　公母即羊粪，烧灰，五分　伏龙肝一分　黑铅三分，用小铫②熬烊，加水银三分，急搅成砂，倾出研

为末，丸如绿豆大，遇难产用倒流水下，自然子母俱安。

顺胎散

麝香五分　肉桂　归尾　丑末③各一分　滑石　牛膝各一分　红娘子五分　斑蝥十二个，炒

为末，共作一服，温茶下，食前服。

催生如圣散

黄蜀葵子为末，用热酒或热汤下二钱。

香桂散善下死胎

麝香五分，另研　官桂

为末作一服，温酒下即产。

催生黑铅散治横生难产

黑铅一钱，将铫火上熔化，投水银一钱，急搅成砂子，倾出，用绢衿角扭作丸，丸如绿豆大，临产用香水吞二丸，立下。

妊妇临产，忽然气血晕闷，不省人事，因用力太过，脉理衰微，精神倦怠，心胸痞满，眼晕口禁，面青发立，

---

① 飞生毛：指鼯鼠的毛。
② 铫：一种烹煮器具，类似锅。
③ 丑末：黑白丑（牵牛子）的粉末。

命在须臾，急服**来苏散**。批注：十八。

木香　神曲炒　阿胶蛤粉炒　陈皮　黄芪　炮姜　苎根洗　白芍各一钱　粳米一合①半　甘草三分

每服四钱，水煎，撬开口灌，连进即痊。

妊妇胎肥难产，身居富贵，取药不常，肥甘无度，醉饱便卧，致胎肥坚牢，行动气急，因不预服瘦胎之药，以致难产。可服**无忧散**。批注：十九。

当归　枳壳面炒　乳香另研　川芎　白芍各三钱　木香炙草各一钱　血余一钱半，猪血和之

每服三钱，水煎服。

妊妇坐草，忽然气痿，目翻口噤，因恣意喜怒，任性太过，遂致卫竭荣枯，胎难转动，腹疼热极，面黑唇青，沫出舌吊，子母俱伤。若两胁微红，子死母活，可服**霹雳夺命丹**。批注：念。

蛇退一条，罐内煨，金银各七片，丁香半分，另研，发灰一分，蝉退煅，一钱，千里马即左脚草鞋一只，洗净，烧灰，一分，黑铅二分半，加水银七分，制共末，以豮猪②血丸桐子大，倒流水③下二丸灌之。若不下，掘开口灌。合时忌鸡犬、妇人见。

一方用乳香去丁香。

---

① 一合：一升的1/10。
② 豮（fén坟）猪：阉割后的公猪。
③ 倒流水：指将水倾于屋上流下之水。

加味佛手散

当归　川芎　益母　枳壳各一两

每服五钱，酒一钟，煎干，入水一钟，煎三沸，温服。不过三服，胎下矣。

鼻衄　妊妇鼻衄，皆由伤动气血所致。夫人气血调和，则循环表里；气血不和，则经络涩而不散。皆因劳伤损动，胎热气逆，流溢入鼻。妊者得此，多致堕胎，产后得之，亦难治。批注：廿一。

桔梗、瓜蒌仁、生地、黄芪、白芍、当归、阿胶、赤茯，为末，每服四钱，食前服。

产后歌诀

妊妇胎伤儿死后，非因热逼即惊仆[①]，或因房室动劳伤，佛手探子香桂续。

妊妇弥月儿下地，血入衣中胀闷忌，攻心上抢胁胸疼，夺命丸吞喘急利。

产母怀儿饮母血，余来名枕无别诀，临产枕破血裹身，胜金一散不可缺。

产时血晕治如何，下血多时有此疴，人事不知气息绝，清魂散下自平和。

产后痞闷口见干，脾胃虚暴血气看，滞停面食熏蒸

---

① 仆：原作"朴"，据文义改。

肺，见覥^①消之日渐安。批注：一。

产后乍寒并乍热，劳伤血气无他说，增损四物可调和，败血停留夺命捷。

增损四物吃，芎归芍与赤，参附为之君，红陈苏木入。

产后四肢肿与浮，败血停滞经络留，月水不匀或断开，调经散及黑龙投。批注：二。

产后时如见鬼神，肝心二脏血邪侵，语言颠倒非他症，调经散入一匙冰。批注：三。

产后如何绝语音，血滞气道及攻心，若要病除言语出，急服灵丹是八珍。批注：四。

八珍汤里用川芎，菖蒲细辛与防风，甘草朱砂归入内，服下之时语自通。

产后腹痛并泄痢，大虚之下犯禁忌，忙服调中见覥丸，莫将峻药损元气。批注：五。

产后缘何遍体疼，不能举动似僵形，但宜和血舒筋脉，趁痛煎尝患自平。批注：六。

产后缘何大便闭，血去过多津液疲，且将橘杏润肠道，若有燥粪麻仁利。批注：七。

产后元虚血大崩，荣卫皆伤服固经。小腹膨胀停败血，芎归汤与黑龙丸。批注：八。

---

① 覥（yào要）：两人相对而视。上图本、森秀林本作"睨"。

产后夭①然土分虚，或膨或胀并前躯，或因恶露攻脾胃，抵圣当之患自除。批注：九。

产后鼻衄与鼻黑，胃绝肺散难医得，厌禳②一法与君知，清魂方外无他术。批注：十。

产后喘促荣暴虚，卫气独聚肺难舒，阳孤阴绝诚难治，败血停熏夺命驱。批注：十一。

产后中风脏腑虚，缓急顽麻不仁拘，淹淹闷乱昏人事，一剂小续病皆除。或因内伤并忿怒，形状如风症甚瘫，此是大虚兼犯重，莫作风看治最难。批注：十二。

小续川芎附子参，麻黄官桂芍甘苓，更加白术同防己，葱白生姜须并行。

产后寒乘瘀血停，冲心包络刺而停，能和气血温经络，大岩密饮甚相应。庸医误认从汤治，真达心经祸不轻，七情触犯有因痛，玄胡汤散疗分明。批注：十三。

产后湿蒸成脚气，心烦呕吐时惊悸，因虚生热热湿抟③，续命寄生皆道地。批注：十四。

产后汗多腠理疏，不避风寒竟奈何，口噤项强身反折，灌吞续命挽沉疴。批注：十五。

---

① 夭：通"杳"。昏暗。《素问·玉机真脏论》："色夭不泽，谓之难已。"《定声》："夭，借为杳。"

② 厌禳（ráng 瓤）：以巫术祈祷鬼神除灾降福，或降伏某物。禳：祈祷消除灾殃。

③ 抟（tuán 团）：聚集。

产后血竭气无生，唇青肉冷汗淋身，目冥①神昏呼吸绝，济危丹服命还存。批注：十六。

产后用药

产后玄胡半牡灵，橘红柴附芎归槟，木香乌药青皮子，缩砂枳实热寒清。批注：产后第一方。

产后病原原方

产前热病，胎死腹中，因母脏腑热极熏蒸，其胎是以致死。儿死身冷，不能自出，但服黑神散，须臾胎气温暖，自然出矣。有不因热病胎死者，或跌损与从高坠下，或房事惊触，或临产惊动太早，触犯禁忌，或经血先下，秽露已尽，以致胎干子死。此时疑似难决，且进佛手散二三服探之。若胎不死，子母俱安；即死，胎可立下。的知其胎死，进前香桂丸，亦须臾加手推之。

黑神散治产后恶露未尽，胎衣不下，血气攻注等症

黑豆炒，半升　干熟地　当归　肉桂　炮姜　炙草　芍药　蒲黄各四两

共为末，服钱，热酒调下，童便尤妙。

产后胎衣不下，因血流入胞衣中，为血所胀，故不得下。治之稍缓，胀满腹中，上冲心胸，疼痛喘急难治，但

---

① 冥：同"瞑"。

服夺命丹，以速去衣中之血，则血散滞消，胞衣自下。

又有疲弱不能更用气力，胞衣停久，偶为风冷所乘，血道闭涩，滞凝一处，故此胎衣不下，用黑豆一合，炒热，入醋一大盏，煎三沸，去豆，分服，温下。又同①草鞋炙熨小腹四五次，立效，此法甚好。

夺命丹去血太多，肺气喘促，谓之孤②阳绝阴，亦云难治，用前法草鞋底熨之，乃进此丹

附子炮，去皮脐，五分，干漆炒，烟尽为末，一两，牡丹皮一两，用好社醋一斤，大黄一两，熬成膏，和药为丸，桐子大，六十丸每服，温酒不拘时下。

妊娠难产，因子居腹中，每乳母血，食血有余，遂结成块，谓之儿枕。将生之时，血块先破，谓之败血散裹子身，所以难产，宜服胜金散方见胎前十四条下。要知胎成之后，全在调摄，气道平顺，则产无不顺。有年少初产，才觉腹痛，互相告报，傍③人扰扰，产妇惧恐，心气蓄结，气道不顺，以致难产。宜服催生独圣散方见胎前十五条，次服紫苏饮方见胎前六条下。

产后血晕，因产时去血过多，血气虚闷，甚则昏愦不知人事，气息欲绝，晕闷不止，若作暗风治之，诚为大谬，但服清魂散自瘥。如芎归汤、黑龙丹，皆要药也，急

---

① 同：疑误，当为"用"。
② 孤：原作"狐"，误，据文义改。
③ 傍：同"旁"。

以干漆烧烟熏鼻孔即醒。又产妇房中用红炭醋烹熏之尤妙。

清魂散

泽兰一两　人参二两　荆芥穗四两　炙甘草四分　川芎二两

为末，每服二钱，热汤、温酒各一杯调，灌之。先以干漆烧烟熏鼻，次进此药，无不应验。

芎归汤 治产后去血过多，晕闷不省人事，一切去血并宜服之

川芎洗，焙、当归①等分，每服三钱，水二钟，煎七分，热服。

如腹中刺痛加白芍；口干烦渴加乌梅、麦门冬；如寒热加干葛、白芍；水停心下，微有呕逆，加生姜、茯苓；虚烦不得眠，加人参、竹叶；大便闭涩，加熟地、橘红、杏仁；小便不利加车前子；咳嗽痰多加紫菀、半夏、生姜；血崩不止香附子；腰疼脚痛加牛膝、杜仲；恶露不下，腰痛腹重，加牡丹皮；心下疼痛加延胡索；胞衣不下加朴硝、蒲黄、葵子。

黑龙丹 治难产及胞衣不下，产后血晕，不省人事，状如中风，血崩恶露不止，腹中刺痛，血滞浮肿，血入心经，语言颠倒，如见鬼神，血风相搏，身热烦疼，有类疟疾，胎前产后，一切狼狈、身死。急以此丹灌三四丸，无

---

① 当归：原缺，据文义补。

不救活，多验奇效，切勿轻视。

五灵脂、当归、川芎、乳香、生硫黄、琥珀、花蕊石各一两一钱，为末，同前药和匀，米醋面和丸，弹子大。每要服时，炭火上煅药通红，投入生姜自然汁浸，打碎之，以无灰酒和合童便，顿服，神效，其功不可尽述。

产后痞满口干，因产后血气暴虚，脾胃顿弱，食面太早，停滞胃脘，面毒熏肺，以致口干烦闷，心下痞满，宜服见晛丸以消之。或因产后劳伤虚弱，触怒忤意，胸膈填塞，宜服紫苏饮见前胎前六条下。

见晛丸

高良姜炒、姜黄炒、毕澄茄炒、陈皮、蓬术炮、三棱炮，各一两，为末，以萝卜慢①火煮之，令极热，收余汁煮，和丸桐子大，每服五十丸，用萝卜汤煎下②。

产后乍寒乍热，因产时劳伤血气。盖血属于阴，气属于阳，血气一伤，阴阳互相乘克，所以乍寒乍热，此阴阳不和之故。亦有因产时恶露下少，留滞胞络。宜服增损四物，败血停留，服夺命丹方见前。先服四物汤，如愈，不必服夺命丹。

产后四肢肿者，因生子讫，例服黑神散及芎归汤俱见前，驱逐瘀血以生新血也。若不服此，则恶露未尽，停留胞络，病生多端，轻者为胀、为痛、为寒、为热，甚者月

----

① 慢：原作"熳"，据文义改。
② 煎下：疑误，当作"送下"。

水不调，经闭不通，久成血瘕，以致尪羸。又有产后面目四肢浮肿，此败血乘虚，停聚五脏，循经流入四肢，流注日久，腐坏如水，以致浮肿。医者作水气治之，用大戟、甘遂等导其水气，因虚复虚，以致枉死者多矣。但服调经散，血行肿消，自然痊脱。

调经散

琥珀一分　没药　肉桂　赤芍　当归各二两　麝香五分细辛　甘草各三分

为末，每服五钱，用姜汁温酒调下，再加少许黑龙丹，服之极有神效，不可轻忽。

调经桂芍归没药，细辛甘草麝琥珀，狂言妄语见鬼神，末服如冰安稳着。批注：歌括。

产后不语者，心为君主之官，神明所出，内应血海，外应舌声，产后败血，上冲于心，气道闭涩，则舌强不语，急服八珍散，其血自降，而能言矣。

八珍散

人参　石菖蒲　生地　川芎一两　防风三钱　炙甘草五分　辰砂七分　细辛一钱

为末，每服一钱，薄荷汤不时下。生地多腻心脾，胃胀者以当归代之亦可也。

产后腹痛泄痢，因产时血气劳伤，外则腠理空疏，内则肠胃虚怯，或未满月，饮冷当风，邪气乘虚进袭，留于肌肉之间，渗于肠胃之内，以致肠胃疞痛，痛如刀刺，流入大肠，肠鸣痛泄不已，赤白交加，宜服调中汤。又有食肉太早，强食过多，停积不化，脐腹疼痛而成泄痢者，此宜消化停滞则愈。先用见晛丸以消之，后服调中汤，切不可用巴豆、牵牛峻利之药，以虚血气。疠音绞，腹中急痛。

调中汤治痢乘虚

芎归通芍救孱躯，附半良姜病即除，甘草肉果煎数服，水姜砂仁五味宜。调中汤治产后泻痢赤白，若腹痛者，先服见晛丸，后服此汤。

产后遍身疼痛。因产走动，其血失其常度，瘀血留滞关节，筋脉引急，以致遍身疼痛，则腰背强硬，不能俯仰，手足拘挛，不能屈伸，或身热头疼，不能举动。但宜循流气血，筋脉舒畅，头痛自止，俯仰行正，皆得其所矣，宜服趁痛散。

歌括：趁痛散治遍身疼，牛膝当归最有灵，甘草黄芪萸独活，更加白术便安宁，加姜三片用水煎，不时服下有效应。

产后大便闭涩。经云：津液者，血之余。因产耗伤津，血气暴竭，气少不能旋运，以致闭涩，轻者宜进橘杏汤，以润滑则自通矣。若过六七日，腹中满痛，此有燥屎结内，急服麻仁丸以通利之。若有热而用凉剂攻之，则更伤胃气，变症多端，性命危矣。

麻仁丸

麻仁面炒　大黄各五分

为末，蜜丸，每服七十丸，米饮温酒下。

产后血崩。因产时下血过多，血气暴虚，未能平服，或因劳役，或因惊恐，以有此症。又有荣分暴伤，气乖①血弱，亦变崩中。此伤肝经，为难治也，宜服固经丸止之。若小腹胀满，此内有败血，未可止之，淋漓不已，小腹转加胀满，宜进芎归汤见产后三条下、黑龙丹见前四条下。若腹不满，是内无瘀血，宜服固经丸。若恶露妄行，宜服十灰丸。批注：露。

十灰丸

黄绢　马尾　藕节　艾叶　蒲黄　莲房　棕榈　绵灰　赤松皮　油发

共十味烧灰为末，以醋煮糯米为丸，桐子大，每服百丸，米汤下。

产后腹胀，满闷呕吐批注：冲脾冲胃。胃受水谷，脾土运化，生血生气，和润脏腑，精神强旺是也。若产时脏腑暴虚，恶露不少，乘虚散于脾胃，脾受之则腹胀，胃受之则呕逆，亦有恶露过多，气无所主，聚于脾胃，脾受而胀，胃受而吐批注：一虚一实，宜服抵圣散。

抵圣散

半夏　广皮　人参　甘草　姜　泽兰叶　赤芍

每服四钱，水煎，若恶露过多者，去泽兰、赤芍。

---

① 乖：原作"乘"，据文义改。

产后鼻有黑气及鼻衄。夫阳脉①者，经脉之注，起于鼻，交颏中②，还出，挟口③，交人中，左之右，右之左。产后气消血散，荣卫不理，散乱诸经，还却不得，故令鼻黑鼻衄。此因产后虚热，变生此疾，不可复治，名曰胃绝肺败。批注：冲肺。遇此疾急用红线二条，并产妇顶心发五钱，条系中指上节即止，无药可疗，亦厌禳之一端也，再用清魂散服之方见前。

产后中风。盖因产动血气，伤损筋脉，经络腠理空疏，劳役太早，风邪乘间渐克于皮肤，次入于筋脉，又传入脂脏，随入经络，或身体缓急，顽麻不仁，或口目不正，淹淹忽忽，人事闷乱，乃中风候也，宜服小续命汤。又产后五六日，强力下床，或一月内伤于房室，或惊惶愤怒，动作乖和，或脱着衣服，伤动脏腑，得病之初，眼涩口噤，肌肉瞤目动也搐，致腰背筋急强直者，不可治，此非中风所得也。

小续命汤治产后中风多汗及刚柔二痉，脚气风湿等症

防己、人参、麻黄　官桂、川芎、白芍、附子、茯苓、甘草，水二，姜三，葱五根，煎服。

产后心痛。盖血乃心主，人有寒伏宿饮停滞，因产大虚，寒搏瘀血不散，其气上冲，系心包络，故心痛，用大岩

---

① 阳脉：指足阳明胃经。
② 颏中：原作"额中"，据文义及《灵枢·经脉》原文改。
③ 挟口：原作"伏兔"，误，据文义及《灵枢·经脉》原文改。

蜜汤①治之。寒去则血脉温而经络通，心痛自止。若误为所伤，则心络寒甚，传心正经，变为真心痛，一日而亡。若因七情所感，血与气并，宜用元胡索汤，则痛自止。

大岩蜜汤治产后血气冲心，时发疼痛

熟地酒蒸　甘草炙　炮姜　当归　独活　白芍　细辛　吴萸炒　桂心各一两

每服四钱，水二姜三，不拘时服。

元胡索汤如痛甚先用此汤，次服前汤

当归　元胡索　姜黄　官桂各五钱　乳香　木香　甘草各一钱　没药三钱　赤芍五钱

每服四钱，水二姜三，食前煎服。如吐逆，加半夏、橘红各五钱。

产后热闷，下转为脚气者，或因产后血虚生热，或因暖天取凉过度，地之湿蒸，足履之所著而为脚气。其状闷乱掣纵，惊悸心烦，呕吐气上，皆其候也，用小续命汤三服，其病必愈。恶寒者加附子，宜服独活寄生汤，呕吐去地黄，加生姜小续命汤见前。

独活寄生汤治产后风湿相搏者，腰腿疼痛，寒热虚弱

独活　桑寄生　当归　白芍　防风　牛膝　细辛　茯苓　秦艽　人参　桂心　川芎　杜仲　甘草　熟地

水煎服。

---

① 大岩蜜汤：原作"大岩密汤"，据上图本改。

产后变痉者，因产血虚，内理不密，故多寒，又遇风邪搏之，则变痉也。痉者，口噤不开，背强而直，如发痫状，摇头马鸣，身反折，须臾又发，气息如绝。宜急撬开其口，灌以小续命汤，稍停即汗出矣。如两手撼①而急者，不治。大凡中风之人，急以此药灌之，无不愈也。

产后去血过多，虚极生风者，因妇人以血为阴之主，下血既多，气无由生，唇青气冷，汗自出，目瞑神昏，命在须臾。此乃虚极生风，若以风药治之，则大误矣，急服济危丹。

济危丹

太阴玄精石②另研　五灵脂去油，土炒　乳香　硫黄各另研　桑寄生　卷柏生用　广皮　阿胶

后四味共为末，将前四味再同研匀，磁器内微火炒，勿令焦，再研细，入后四味末，用生地汁和丸，桐子大，每服五十丸，以当归温酒下。

调经、产前、产后，共六十症，用药紧要，对症施治，切不可妄投加减性燥相反之味，仔细慎之。

催生神方 叶端甫传

无论横生逆产，胞衣不下并效。

猫奶树根③各间取阴干　山楂打碎，各五钱

---

① 撼：摇动。
② 太阴玄精石：为石膏矿结晶体。
③ 猫奶树根：即牛奶树根，又名猫奶仔，性温，味甘、辛，可祛风活络，行气活血，健脾利湿。

临产时煎服，如神。

妊妇伤寒

表虚六合汤

治妊妇伤寒，中风表虚，自汗头痛，项强身热，恶寒脉浮而弱，此是少阳经病。

用四物四两，加桂枝、地骨皮各七钱。

表实六合汤

治妊妇伤寒，头痛，身热无汗，脉浮而紧，此是太阳经病。

用四物汤四两，加细辛、麻黄各五钱。

风湿六合汤

治妊妇伤寒，中风湿之气，肢节烦疼，脉浮而热，头痛，此是太阳标病。

用四物汤四两，加柴胡、黄芩各七钱。

大黄六合汤

治妊妇伤寒，大便硬，小便赤，气满而脉沉数，此是太阳本病，宜急下之，不可疑虑贻误。

用四物汤四两，加桃仁十粒去皮尖，大黄五钱。

人参六合汤

治妊妇伤寒，汗下后，咳嗽不止。

用四物四两，加人参、五味子各五钱。

厚朴六合汤

治妊妇伤寒，汗下后，虚痞胀满，阳明经也，亦治咳嗽喘满。

用四物汤四两，加枳壳面炒、厚朴各五钱。

石膏六合汤

治妊妇伤寒身热，大渴蒸热，脉浮而大。

用四物汤四两，加石膏、知母各五钱。

栀子六合汤

治妊妇伤寒，汗后不得眠者。

用四物汤四两，加栀子、黄芪各五钱。

茯苓六合汤

治妊妇小便不利，太阳本病。

用四物汤四两，加茯苓、泽泻各五钱。

琥珀六合汤

治妊妇伤寒，太阳本病，小便赤如血者。

用四物汤上①，茯苓中，琥珀下。

胶艾六合汤

治妊妇伤寒，汗下后，血漏不止，胎气欲损者。

用四物汤上，加阿胶、艾叶下。一方加黄芪、甘草、干姜。

---

① 上：及下文之"中""下"，指代剂量的多少。

附桂六合汤

治妊妇伤寒，四肢拘急，身凉微汗，腹痛，脉沉而迟，少阴病也。

用四物汤上，附子炮，去皮脐、肉桂下。

地黄六合汤

治妊妇伤寒蓄血症，不宜堕胎服之。

用四物汤上，生地中，大黄下，酒浸用。

前胡汤

治妊妇伤寒，头疼壮热，肢节痛。

石膏十二两　前胡七钱二分　甜竹叶二钱四分　茯苓六钱
大青六钱　知母四钱八分　栀子四钱八分

水二钟，葱白三寸煎，不拘时服。

黄龙汤

治妊妇伤寒，头疼，默默不能食，胁下痛，呕逆痰气，及产后伤风，热入胞宫，寒热交作，或经水适来适止，病后劳复，余热不解。

柴胡　黄芩　人参　甘草
水煎服。

柴胡石膏汤

治妊妇伤暑，头疼恶寒，身热烦躁，四肢疼，头项背拘急，口渴①。

---

① 渴：原作"汤"，据文义改。

石膏上　柴胡上　甘草中

水二钟，姜七片，不拘时服。如气虚体冷，加人参中。

枳实汤

治妊妇伤寒四五日后，如心痛胀满，上气，渴不止，饮食少进，腰疼体重。

枳实炒，上　麦冬中　广皮下

水二，姜七，葱七，煎服。

栀子仁汤

治妊妇热病，腰痛，班①出黑色，小便如血，气急欲绝，胎头落者。

栀子仁中，升麻中，石膏中，地黄中，大青如无，青黛代用，豆豉四大粒，葱白七寸，每服五钱。救急者有杏仁，无地黄、石膏。

又方：陈艾如鸡蛋大，酒煎服，此救产妇危急。

大黄栀子饮

治妊妇热病六七日，热入腹中，大小便闭涩，烦热。

大黄微炒　石膏各一两　知母　赤茯苓　前胡各一钱
栀子仁　甘草　猪苓　生地各三钱

每服四钱，水二钟煎，不拘时服。

琥珀聚宝丸

治妇人血海虚寒，外乘风冷，积聚成块，癥瘕痞癖，

---

① 班：通"斑"。《晏子春秋·外篇》："有妇人出于室者，发班白，衣缁布之衣。"

及血气攻注，小腹急胀，面目痿黄，肢体浮肿，经候欲行，若无重病，或多或少，带下赤白，崩漏不止，恐悸健忘，小便频数，或下白水，或发虚热，盗汗羸瘦，胎前产后，能逐败血，兼生新血故也。

歌括：血海虚寒风冷乘，癥瘕痞癖渐成形。木香琥珀当归没，麝乳斛附芎芍辰。

木香不见火　琥珀灯心研　当归　没药各一两，去油　麝香　乳香去油　石斛味甜者佳　香附　白芍　川芎　辰砂各一两

为细末，和丸，灯草汤丸之，每两作十五丸，不许见日色，待阴干外实，然后以日色晒干。修合之时，忌妇女、鸡犬。以磁器贮好，用时以灯草汤磨化一丸，加姜汁后入好酒一钟，临服时入飞盐一捻，汤热服。如胎气不顺，腹内疼痛，一切难产，温酒化开，入童便服。

如产后血晕，败血奔心，口噤舌强，或恶露未尽，发热面浮，乌梅汤化开，入童便服。如产后气力虚羸，及室女经候不调，悉用此丸。盖此丸能味荣卫，润气血故也。如月候不调，腰膝疼痛，腹胁刺痛，赤白带下，俱神效，不可轻慢其功。

加减四物汤

治妊妇产后腹痛及月事或多或少，或前或后，胎气不安，产后血块不散，或亡血过多，或恶露不下，并皆治之。

当归　白芍　熟地　川芎

治妊妇下，每服一两，水煎服。

如妊妇下血，加艾叶七片，阿胶末一钱。若病势甚大，散药不及，以四味各五钱，用水四盏，每一日内，分作四次服，令尽为度，必要食前服。产后服三剂止。虚弱血脏不调者，服至一月，无不愈矣。阴虚致热，热与血相搏，口干舌燥，欲饮水者，加天花粉一两，麦冬三钱。腹中刺痛，恶物不下，加当归、白芍多一分。因热生风，加川芎一分，柴胡五分。血崩加地黄、蒲黄各一两。身热脉躁，头昏项肿，加柴胡、茯苓各五钱。大便闭结加大黄五钱，桃仁三分。大便滑泄加桂心、熟附子各一钱。寒热加干姜、牡丹皮、白芍各一钱。虚烦不得眠者，加人参、竹叶各一钱。水停心下，微呕逆者，加茯苓、防己各一钱。呕者加人参、白术各五钱。腹胀加厚朴、枳实各一钱。虚寒，状类伤寒，加人参、柴胡、防风各三钱。大渴加石膏、知母五钱。

大黄膏子

治产后四肢浮肿，寒热往来，喘促，坐卧不安，大小便不通及临产胞衣不下，服之如神。此方胎前不用

大黄一两，为末，好杜醋半斤熬成煎膏　蓬术　艾叶　芫花以上酒浸，焙干　川乌　熟地　赤芍　白芍　刘寄奴　元胡索　枳壳　当归各五钱　人参　琥珀　甘草　桂心各一钱

为末，入大黄膏，和丸如龙眼大，每服一丸，食前枣

汤化下。催生，好酒醋汤化服即下。

催生散

生产至三四日不下，或横生逆产，服之即应。用好酒、香油、蜜各一两，先以油铫内①炼熟，倾蜜入油内，同煎，行无白泡，入酒和匀，温服立时即下，大有神效。

胎前嗽血方

歌括：胎前嗽血四君贴，小柴款薄阿胶桔，知母麦冬北五味，水姜煎入功何捷。

骨蒸麦煎散

歌括：麦煎散治骨蒸疾，鳖甲常山术干膝，柴归膏地大黄甘，赤茯小麦加百粒。

鼓胀流气饮

歌括：流气苏沉丁果槟，四君三术桂青陈，附腹半黄蓬芷朴，麦冬枳壳效非轻。

噎膈分心气饮

歌括：分心气饮藿苏丁，四君平胃去苍苓，桑桔木香通附腹，麦冬草果入使②槟。

---

① 内：原作"肉"，据文义改。
② 使：指使君子。使，原作"史"。

总 书 目

I

本　草

方　书

卫生编

袖珍方

仁术便览

古方汇精

圣济总录

众妙仙方

李氏医鉴

医方丛话

医方约说

医方便览

乾坤生意

悬袖便方

救急易方

程氏释方

集古良方

摄生总论

辨症良方

活人心法（朱权）

卫生家宝方

寿世简便集

医方大成论

医方考绳愆

鸡峰普济方

饲鹤亭集方

临症经验方

思济堂方书

济世碎金方

揣摩有得集

亟斋急应奇方

乾坤生意秘韫

简易普济良方

内外验方秘传

名方类证医书大全

新编南北经验医方大成

临证综合

医级

医悟

丹台玉案

玉机辨症

古今医诗

本草权度

弄丸心法

医林绳墨

医学碎金

医学粹精

医宗备要

医宗宝镜

医宗撮精

医经小学

医垒元戎

医家四要

证治要义

松厓医径

扁鹊心书

素仙简要

慎斋遗书

折肱漫录

丹溪心法附余